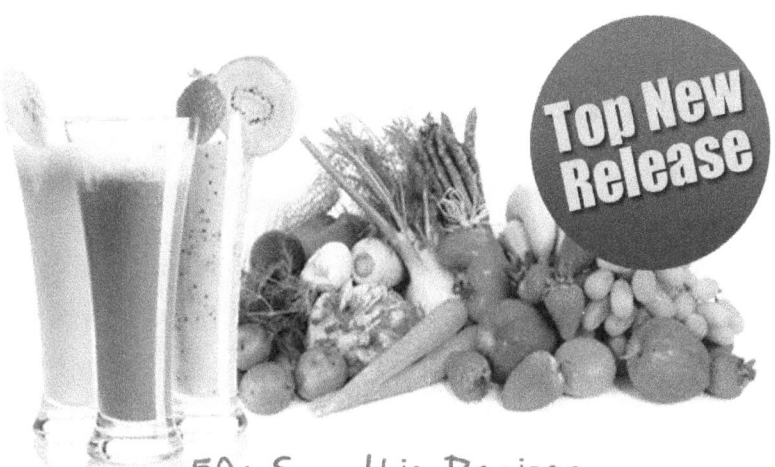

Top New Release

50+ Smoothie Recipes

SMOOTHIE RECIPES FOR DETOX & WEIGHT LOSSES

IMPROVE YOUR HEALTH, LOSE WEIGHT AND FEEL GREAT

BRAD ARMSTRONG

50 Receitas de Batidos para Perda de Peso & Desintoxicação

Melhore a sua Saúde, Perca Peso e Sinta-se Bem

Por Brad Armstrong

ADVERTÊNCIA MÉDICA & AVISO LEGAL

As informações contidas neste ebook não pretendem ser um conselho médico ou algum outro conselho para uma pessoa em particular. Não existe um parecer médico dado. O autor não é médico ou profissional. Você deve sempre procurar a opinião de um profissional de saúde qualificado. Este ebook é apenas concebido com as minhas opiniões pessoais, conhecimento pessoal e experiências pessoais. Eu não tenho nenhuma experiência ou conhecimento médico. Eu recomendo fortemente que você tome as suas próprias decisões de cuidados de saúde com base numa pesquisa profissional e em parceria com um profissional de saúde qualificado.

É altamente recomendado que você aborde um profissional médico qualificado antes de tentar tratar qualquer doença ou condição médica com uma dieta. Pergunte sempre ao seu médico antes de fazer quaisquer alterações na dieta se tiver algum problema de saúde. Consulte sempre seu médico antes de iniciar qualquer nova dieta ou um programa de fitness.

Brad Armstrong

Para mim os Batidos são a minha alma e paixão. Sou um Vegan Aficionado há décadas. O meu nome é Brad e a minha vida gira em torno de desportos e dieta. Eu sou um personal trainer num dos ginásios líderes na minha cidade. Eu trabalho os meus dias ajudando os meus clientes a melhorar os seus corpos físicos e a sua saúde. Eu sou tão apaixonado pelo modo vegan e por batidos que decidi partilhar a minha história e as minhas receitas simples e rápidas. O meu objectivo para si é que a sua casa se irá tornar uma fábrica de batidos de saúde!

Bem-vindo à nossa jornada de melhoramento e desintoxicação

Beber batidos regularmente oferece a oportunidade de adicionar imunizantes que de outra forma você pode não comer. Quando foi realmente a última vez que pegou em couve e começou a mastigar? O nosso objectivo é melhorar o sistema imunológico, fazê-lo sentir-se mais leve, torná-lo mais vitalizado e mais saudável. Retire da ideia que estes batidos não irão saber bem. Ficará provavelmente tão surpreso quando ver que as suas criações são deliciosas e irá começar a beber pelo menos um por dia. Eu apostaria que dentro de um curto período de tempo você vai notar uma melhoria significativa no seu bem-estar. Você vai sentir-se preenchido e vai parar com os desejos de comida durante o dia.

Lá se vão as farras de comida!

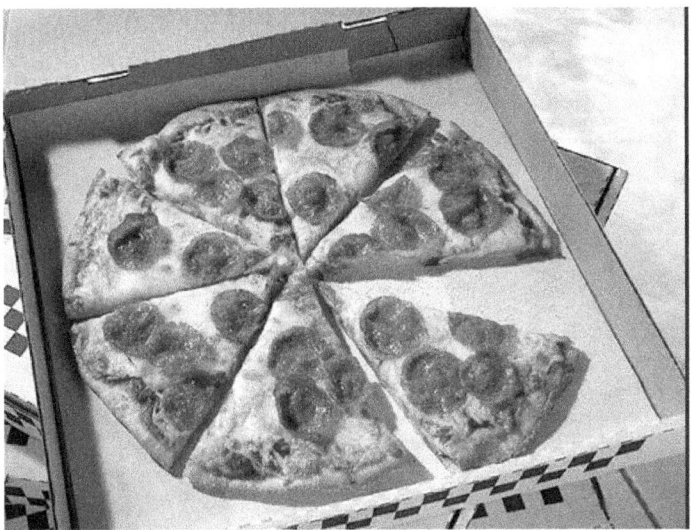

O Novo e Melhorado Você

Com o tempo e dependendo da sua ingestão de batidos sua pele, provavelmente, se sentirá mais suave e mais clara. O seu cabelo provavelmente ficará mais sedoso. As suas unhas podem assumir um brilho. O seu sono irá melhorar e todas as manhãs irá expulsar os resíduos que se acumularam no seu corpo desde o dia anterior. Apenas estes pensamentos fazem com que você nunca mais irá querer tocar num Gelado Duplo de Fudge Brownie. Você vai implorar um batido de Kiwi em vez disso.

Kiwis são uma rica fonte de vitamina C. Também são uma boa fonte de vitaminas A, B6, E e K, bem como ácido fólico, magnésio, fósforo, cobre e fibra dietética. As sementes comestíveis contêm ácidos gordos ómega-3. Os antioxidantes estão especialmente presentes na pele. Os kiwis contêm uma enzima que quebra proteínas. Estudos sugerem que o consumo de 2-3 kiwis cada dia durante 4 semanas ajuda a reduzir a gordura no sangue, o que reduz o risco de formação de coágulos e bloqueios. Eu posso deixar-me levar quando começo a falar sobre batidos, mas quero dar-lhe os 10 motivos pelos quais você se irá tornar um batidoholic!

10 Razões para se Tornar um BatidoHolic!

1. Batidos são a melhor forma de obter mais legumes verdes na sua dieta – de acordo com um estudo realizado em 1999-2000, apenas 40% dos norte-americanos comeram uma média de cinco ou mais ½ Chávena de porções de frutas e vegetais por dia. A percentagem de consumo de vegetais folhosos escuros verdes é ainda menor. Eu sei que já disse isto, mas, quantos de vocês comeriam um monte de Espinafres, aipo, salsa ou couve numa dose por si só? Nah.... Coloque-os simplesmente no liquidificador e começará a sua nova vida. Batidos de legumes verdes oferecem a oportunidade de consumir uma grande quantidade de folhas verdes escuras numa dose de batido que realmente é agradável de beber.

2. Nós aprendemos na escola sobre clorofila e fotossíntese. Nós também provavelmente esquecemos tudo. A clorofila é a energia solar absorvida através das plantas que lhes dá a cor verde brilhante. Sem o sol, uma planta não seria capaz de fazer clorofila por si própria. Os benefícios de clorofila são inúmeros variando desde a sua capacidade de fornecer oxigénio a todo o corpo a ser capaz de reduzir a ligação ao ADN dos carcinogéneos no fígado e outros órgãos a

proteger-nos da radiação de baixo nível de raios-X provenientes de televisores, monitores de computadores, microondas e telemóveis. E uma das melhores maneiras de obter mais clorofila na sua dieta é, adivinhou, pela ingestão de batidos de legumes verdes!

3. Os batidos são uma grande fonte de proteína. Vegans não comem nada com olhos. Batidos são uma excelente forma para a nossa ingestão de proteína. Sem carne e produtos lácteos necessários. Sabia que os gorilas são vegans? Alguma vez já se perguntou de onde os gorilas e os elefantes obtêm a sua proteína? Espinafres são 44% de proteína, a mais alta percentagem de todos os vegetais de folhas verdes. Então vá em frente e coloque uma mão cheia extra de Espinafres nesse batido. Outra grande ideia é couve!

4. Batidos são uma excelente fonte de fibras – o consumo regular de fibras é fundamental para a nossa saúde. A fibra atua como uma esponja, absorvendo as toxinas no nosso aparelho digestivo, particularmente no cólon, e eliminando-os do corpo. A maioria das pessoas consomem pequenas quantidades de fibra nas suas dietas, o que pode resultar numa má digestão, prisão de ventre e eliminações irregulares. Batidos de legumes verdes ajudam a aliviar estes problemas adicionando fibra de uma forma gradual e mais saudável do que uma pílula ou pó. Eu descobri recentemente sementes de Chia. Eu adiciono-as aos batidos para uma maior ingestão de Ómega 3 além de outros benefícios.

5. Fabuloso alcalinizante – para que os nossos corpos funcionem corretamente devem manter um certo pH, o que reflete a concentração de iões de hidrogénio em uma determinada solução. A relação é medida na escala de 1 a 14, sendo 7 considerado o valor neutro ou perfeito. Se o corpo se torna muito ácido, ele ou ela vai tornar-se propenso a doenças e infecções. Uma vez que os batidos de legumes verdes contêm frutas e folhas verdes escuras que têm valores altos na escala alcalina, pode-se facilmente manter o pH saudável ao consumi-los diariamente.

6. Maior assimilação de nutrientes – você pode gostar de comer os seus vegetais, mas para colher o máximo valor nutricional, as paredes das células deles devem ser quebradas e absorvidas. O problema pode ser facilmente resolvido atirando as verduras com outras frutas num liquidificador de alta potência, tal como a Vita-Mix, que seja capaz de romper as paredes das células e, assim, aumentar a absorção de nutrientes no nosso organismo.

7. Promotor de perda de peso – Os batidos irão enchê-lo com excelentes ingredientes saudáveis. Vou assumir que você reduziu drasticamente os desejos de lanches de meio-dia ou tardios. Não há mais Doritos ou batatas fritas. Há algo sobre os batidos que regula o apetite para que não sinta altos e baixos durante o dia. A sua capacidade de equilíbrio faz com que os batidos de legumes verdes sejam perfeitos como substituto de refeição num regime de perda de peso. Tente beber um batido de legumes verdes como pequeno-almoço.

8. Pele, cabelo e unhas mais saudáveis – a capacidade de fornecer fibras e alcalinizar o corpo faz dos batidos de legumes verdes uma adição fantástica à sua rotina de beleza. Em vez de aplicar uma creme externamente, pense em batidos como beber o creme internamente. A capacidade de limpeza e desintoxicação de legumes de folha verde ajuda a eliminação de toxinas e estabelece uma flora intestinal saudável. Como resultado, a sua pele ficará mais clara, o seu cabelo vai ficar mais brilhante e suave, e as suas unhas vão crescer mais rápido. Quem não iria querer isso?

9. Os seus filhos vão adorá-los! - Todos os pais estão preocupados com a forma de colocar mais vegetais na dieta dos seus filhos. A maioria das crianças aprecia a doçura das frutas, mas quando se trata de vegetais, é provavelmente para esquecer. Se tiver crianças pequenas ou crianças pequenas que se recusam a

comer vegetais verdes, tente a abordagem dos batidos. Assim que ultrapassarem a cor verde eles vão adorar o sabor. Adicione algumas frutas para substituir o açúcar.

10. Amigo do orçamento – Por fim, pode pensar que custa mais a acrescentar batidos de legumes verdes à sua dieta, porque você vai ter que comprar mais frutas e vegetais folhosos escuros, mas eu gostaria que considerasse isso. De acordo com um estudo de 2007 realizado pelo Centro de Controlo e Prevenção de Doenças, os americanos gastaram quase $ 15 biliões de dólares em drogas de medicina alternativa e suplementos. Em vez de gastar dinheiro em vários suplementos, pode simplesmente obter os alimentos integrais e misturá-los num dos batidos. Ele irá fornecer-lhe uma abundância de enzimas vivas, vitaminas e minerais. Simplificando, beber batidos de legumes verde é muito mais económico do que beber suplementos caros.

Adicione Sementes de Chia em vez de Sementes de Linhaça aos seus Batidos

Eu mencionei em cima como adicionei as sementes de Chia aos meus batidos.

A seguir estão listadas as razões de saúde:

1. Ajuda à perda de peso. Sementes de chia são populares para a perda de peso. Elas reduzem os desejos de comida, impedindo que alguns dos ali mantos que você come fiquem absorvidos no seu sistema. Este bloqueio da absorção de calorias as torna um grande auxiliar de dieta.

2. Sentir-se satisfeito mais rápido: Elas também podem ajudar a sua dieta, fazendo sentir-se completo. Isto porque elas absorvem 10 vezes o seu peso em água, formando um gel volumoso.

3. Hidratação para atletas: São igualmente excelentes para os atletas, pois o "gel chia" pode hidratar o corpo.

4. Reduzir a pressão arterial: Há evidências que sugerem que elas podem reduzir a pressão arterial.

5. Omega-3: Elas são a mais rica fonte vegetal de ómega-3 (as gorduras vitais que protegem contra inflamações, tais como artrite e doenças cardíacas). Na verdade, elas contêm mais ómega-3 do que o salmão!

6. Benefícios para diabetes: Porque as sementes de chia retardam o quão rápido os nossos corpos convertem hidratos de carbonos em açúcares simples, os estudos indicam que elas podem controlar o açúcar no sangue. Isso leva os cientistas a acreditar que as sementes de chia podem ter grandes benefícios para os diabéticos. Elas são mais fáceis de digerir do que sementes de linhaça.

Seja Criativo

Pode misturar quaisquer destas frutas, vegetais e legumes para criar ideias exóticas. Arrisque… Seja Criativo!

Sabores de Frutas

Açaí

Acerola

Maçã

Alperce

Abacate

Banana

Amora Silvestre

Mirtilo

Melão de Cantaloupe

Pêra de Cacto

Anona

Cereja

Arando

Durião

Figo

Bagas Goji

Uva

Toranja

Goiaba

Kiwi

Limão

Lima

Lichia

Pouteria Sapota

Manga

Tangelo

Laranja

Oro Blanco

Papaia

Maracujá

Pêssego

Pêra

Diospiro

Ananás

Ameixa

Romã

Abóbora

Framboesa

Sapota

Morango

Tangerina

Melancia

Ideias Vegetais

Beterraba

Brócolos

Cenoura

Aipo

Pepino

Couve Vermelha

Tomate

Courgette

Nutrientes a Adicionar

Cálcio

Batido Desintoxicante

Ácido Fólico, Vitamina B9

Omega-3s – Sementes de Linhaça e de Chia

Iodo (Vegetais do mar)

Ferro

Proteína

Proteína em pó

Verdes Super Saudáveis

Folhagem de Beterraba

Bok Choy

Folhagem de Dente de Leão

Endro

Couve

Salsa

Folhagem de Rabanete

Grelos

Alface Romana

Espinafres

Batidos Simples

Kiwi Morango

2 Kiwis

1 Chávena cheio de Morangos

2 Chávenas de Couve ou Espinafres

½ Chávena de água

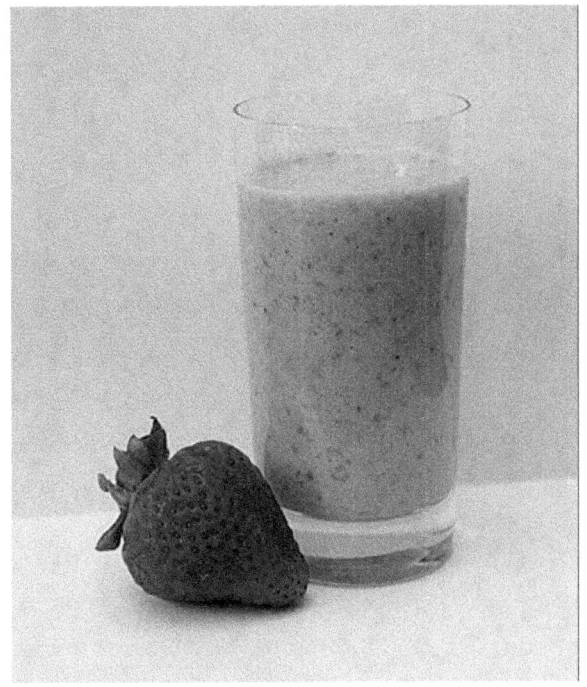

Batido de Kiwi-Maçã

2 Kiwis

1 Maçã

2 Chávenas de Espinafres bebé frescos (ou outro legume de folha verde)

1 Cenoura inteira

1/2 Chávena de água

Batido de Kiwi-Banana

2 Kiwis

1 Banana

2 Chávenas de Espinafres bebé frescos (ou outro legume de folha verde)

¼ Abacate

1/2 Chávena de água

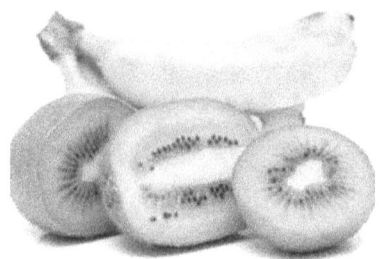

Batido de Ananás

Preferencialmente Ananás fresco

2 Chávenas ou 1 lata de pedaços de Ananás sem adição de açúcar

1 Chávena leitelho

2 Colheres de chá de extrato de baunilha

2 Colheres de chá de substituto de açúcar

Adicione gelo ao seu gosto

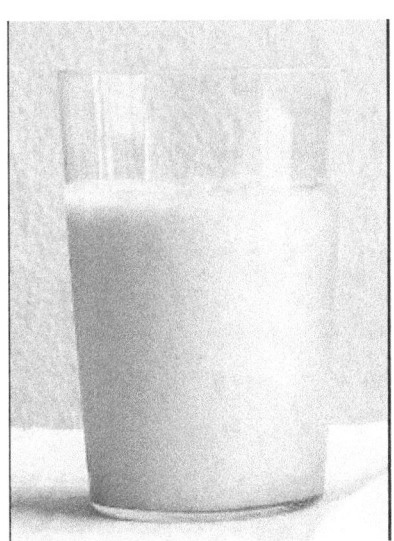

Batido de Framboesa e Limão

2 Chávenas de água a ferver

8 Saquetas de chá de Limão

2 Chávenas de sumo de Ananás

¼ Chávena de sorvete de Framboesa

Rodelas de Limão, opcional

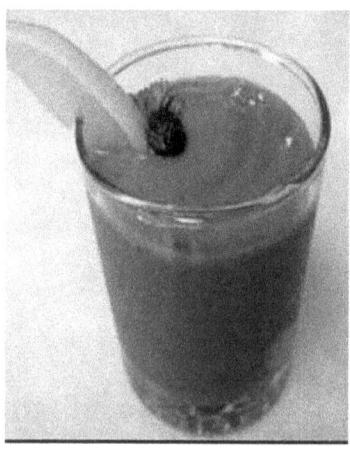

Batido de Bagas e Banana

3/4 Chávena de sumo de Laranja

1/3 Chávena Ananás sumo

1 Chávena Mirtilos gelados

1/2 Chávena de Morangos gelados

1/2 Chávena iogurte natural

1 Banana pequena madura

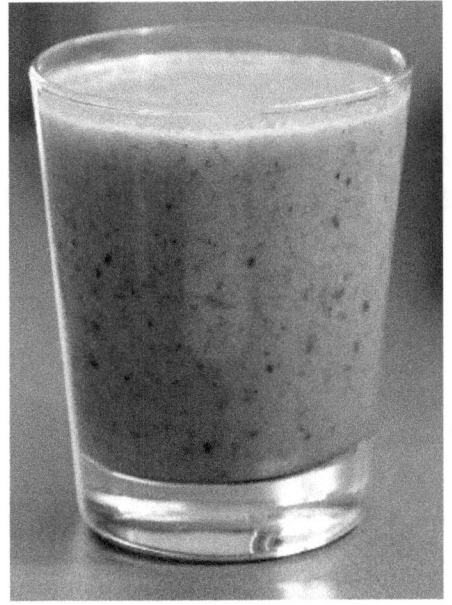

Batido Greenest Green Meany

1 Banana

1 Chávena de Uvas

1 (125ml) iogurte de Baunilha

1/2 Maçã sem caroço e cortada

1 1/2 Chávenas folhas de Espinafres frescas

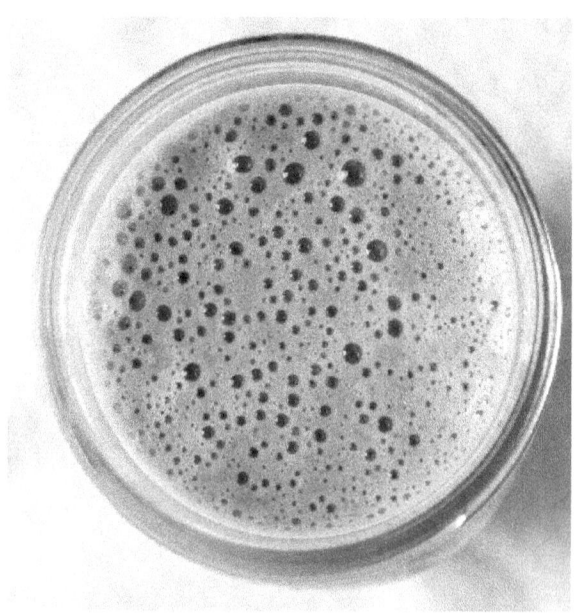

O meu Batido Favorito Simples

1/2 Chávena de Leite magro

1/2 Chávena de iogurte natural magro

1/2 Banana congelada, sem casca e cortada

2 Colheres de sopa de suplemento de proteína em pó

1 1/2 Colheres de sopa de sementes de Linhaça

1 Colher de chá de mel

1/2 Chávena de Morangos congelados

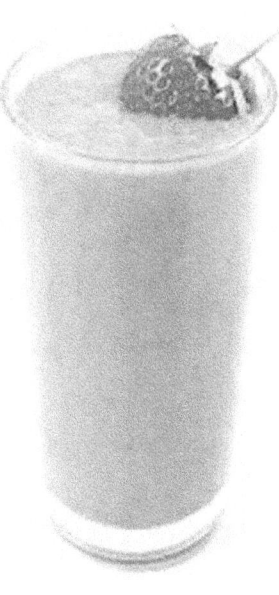

Batidos para Perda de Peso

Batidos que ajudam na perda de peso oferecem uma forma deliciosa e nutritiva para perder peso. A maioria de nós gosta de doces. A maioria geralmente falha ao tentar perder peso. Ao implementar batidos ao invés, que são saciantes e saudáveis, eu estou esperando que você possa conquistar o amor pelos doces. Espero que estes batidos que ajudam na perda de peso o possam ajudar também! Criatividade é a chave aqui. Pode combinar muitos dos conceitos de legumes verdes, que são os mais baixos em calorias.

Batido de Banana e Manteiga de Amendoim

- Meia Banana
- 1/2 Chávena de Manteiga de amendoim
- 1/2 Chávena de Leite magro
- ¼ Chávena de gelo picado
- 1 Colher de sopa de proteína em pó com sabor a chocolate

Batido de Manga Barriga Lisa

¼ Chávena de cubos de Manga

¼ Chávena de Abacate maduro esmagado

½ Chávena de sumo de Manga

¼ Chávena de iogurte de baunilha magro

1 Colher de sopa de sumo de lima acabado de fazer

1 Colher de sopa de açúcar

6 Cubos de gelo

Batido Mocha Doce

4 Cubos de gelo pequenos
1/2 Chávena de iogurte de baunilha magro
1 Shot de café
2 Colheres de chá de chocolate em pó

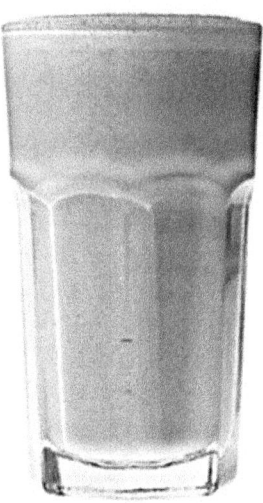

Batido de Mirtilo BlueJean

1 Chávena de Leite magro
1 Chávena de Mirtilos congelados sem adição de açúcar
1 Colher de sopa de óleo de sementes de Linhaça ou sementes de Chia

Batido de Melancia de Água na Boca

6 Chávenas de Melancia sem sementes, cortada

1 Chávena de sorvete de Limão, leite magro, ou iogurte de baunilha magro

12 Cubos de gelo

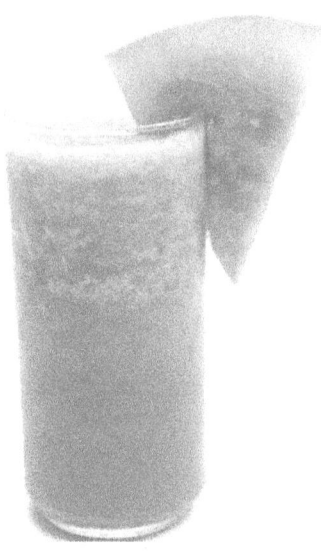

Batido de Chocolate

½ Chávena de leite magro ou de soja

1 (80-calorias) iogurte de baunilha (125ml)

1/4 Chávena de raspas de chocolate

1 Chávena de Framboesas frescas

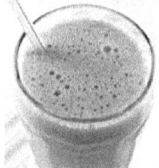

Batido de Kiwi e Melada

2 Chávenas de melada
1 Maçã Granny Smith
1 Kiwi descascado
2 Colheres de sopa de açúcar
1 Colher de sopa de sumo de Limão
1 Chávena de cubos de gelo

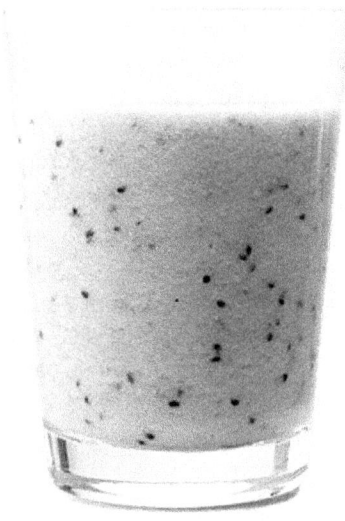

Batido de Manga Summer Splash

1/4 Chávena de Manga em cubos
1/4 Chávena de Abacate maduro esmagado
1/2 Chávena de sumo de Manga
1/4 Chávena de iogurte de baunilha magro
1 Colher de sopa de sumo de Lima
1 Colher de sopa de açúcar
6 Cubos de gelo

Batidos de Desintoxicação

Desintoxicação é o novo chavão na indústria da saúde e bem-estar. Muitos de nós pensam que estamos andando por aí com todos os tipos de venenos e resíduos nos nossos corpos. Isso pode ser um exagero. Enquanto tivermos os rins saudáveis, um fígado saudável e você comer uma dieta que é mais crua em ali mantos integrais, seu corpo vai trabalhar para o seu máximo. Os rins purificam o sangue e o fígado e o cólon são os principais órgãos de desintoxicação no seu corpo. Quando estiver saudável e tiver uma dieta adequada, o seu corpo provavelmente não precisará da ajuda extra. No entanto, a capacidade do seu corpo para limpar, purificar e purgar toxinas pode ser dificultada por uma dieta pobre. Ao ter batidos de desintoxicação, batidos especialmente verdes, no seu regime diário, vai ajudar o seu corpo de modo a alcançar a máxima performance. Ao mudar para uma dieta na maior parte com comidas cruas e integrais e rica em verduras, como Espinafres, couve, legumes, frutas, nozes, sementes e gorduras saudáveis, seu corpo vai ter tudo o que precisa para se purificar. Batidos verdes são uma das principais categorias do batido de desintoxicação. Batidos verdes são geralmente uma mistura de 60% frutos maduros e 40% de verduras orgânicas. Batidos verdes na sua dieta é uma forma deliciosa e fácil, de aumentar a sua saúde e uma ótima maneira de ficar alimentado durante todo o dia. Eles são ricos em fibras, que ajuda o seu corpo a permanecer regular (visitas à casa de banho de manhã). Batidos verdes são conhecidos por resolver um monte de problemas digestivos.

Batido de Pequeno-Almoço de bagas
1 Chávena de Framboesas – de preferência frescas
3/4 Chávena de leite fresco de amêndoas ou de arroz sem adição de açúcar
1/4 Chávena de Cerejas ou Framboesas
1 1/2 Colher de sopa de mel
2 Colher de chá de gengibre ralado
1 Colher de chá de sementes de Linhaça ou de Chia
1-2 Colher de chá de sumo de Limão

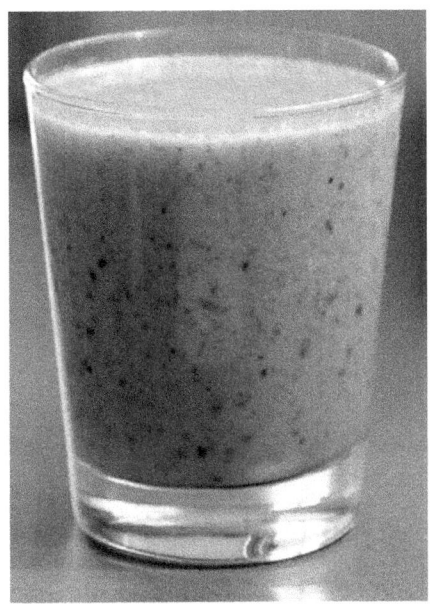

Batidos Verdes Picantes

3 Chávenas de água
1 Abacate
1 Beterraba pequena
1 Pepino pequeno
4-6 Talos de couve
1 Limão espremido
Um pouco de extrato de baunilha
Um toque de gengibre fresco
1/2 Malagueta Jalapeno

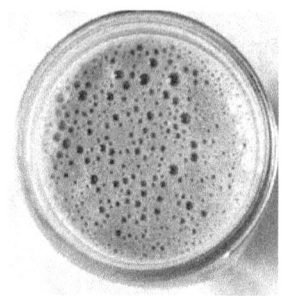

Batido de Couve e Pêra com Ervas

2 Chávenas de Couve
1 1/2 Chávenas de água
2 Pêras maduras sem caroços
1/4 Chávena de salsa
1 Banana congelada
1 Chávena de gelo
1 Colher de sopa de sementes de Linhaças ou de Chia
1/4 Abacate (opcional)

Batido de Acelga com Lima e Banana

2-3 Chávenas de Acelga (Beterraba Branca)

1-2 Bananas grandes, frescas ou congeladas

1/2 Lima, cortada

1 Chávena de gelo

Batido Coco Green

2 Chávenas de água de coco
1/3 Chávena de Amêndoas
2 Chávenas de Espinafres
2 Talos de Aipo, picado
1/4 Chávena de Hortelã fresca
1/2 Laranja
1 Colher de sopa de mel
1/2 Colher de chá de pó de Gengibre
2 Chávenas de cubos de Manga congelada

Batido de Salsa, Banana e Laranja

1/2 Ramo de Salsa
1 Laranja
1 Banana
1 Chávena de água
1 Chávena de gelo

Batido de Limão Canelado

2 Mãos cheias de canela
1 Limão
1/2 Abacate
3 Morangos
1 Chávena de água
1 Chávena de gelo

Batido de Couve e Abacate

½ Pêra
¼ Abacate
½ Pepino
½ Limão
Uma mão cheia de Coentros
1 Chávena de Couve
½ polegada de Gengibre
½ Chávena água de coco
1 colher de sementes de Linhaça ou Sementes de Chia
1 Chávena de água

Batido de Spirulina

½ Banana
½ Chávena de Mirtilos
¼ Abacate
½ Chávena de leite de amêndoas
1 Colher de chá de spirulina
1 colher de sementes de Linhaça de Sementes de Chia
1 Chávena de água

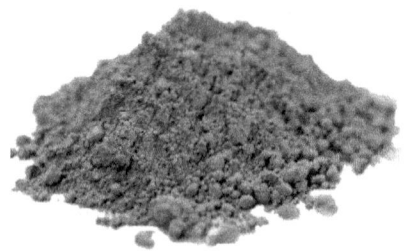

Batido de Pêra Hortelã e Gengibre

2 Mãos cheias de Couve ou Espinafres

1 Chávena de água

1 Colher de chá de sementes de Linhaça ou Sementes de Chia

1 Colher de chá de grânulos de lecitina

1 Pêra

1 Bocado de Gengibre fresco

Folhas de Hortelã fresca

Batido Kitchen Sink

1 1/2 – 2 Chávenas de Espinafres ou Couve

1 Ramo pequeno de Salsa

1 Banana

¼ a 1/3 Chávena de Manga fresca

¼ a 1/3 Chávena de Ananás fresco

1/4 Chávena de sumo de Laranja

½ Chávena de leite de soja

Batido Verde de Espinafres

1 Chávena de leite de amêndoas sem adição de açúcar

2 Chávenas Espinafres

1/2 Abacate

1/2 Banana

2 Colheres de sopa de sementes de Cânhamo

3 Cubos de gelo

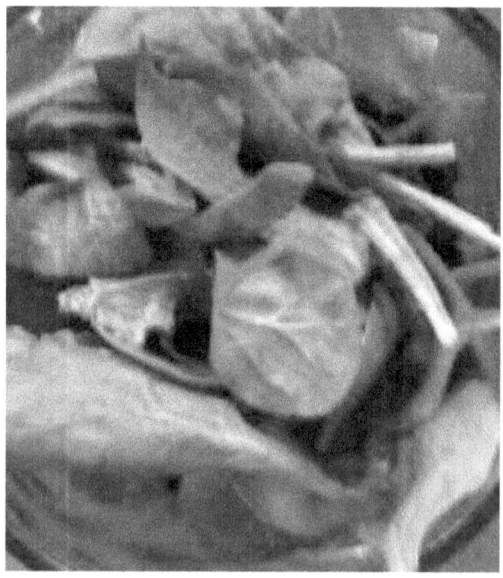

Batido de Leite de Amêndoas Verde

1 Chávena de leite de amêndoas sem adição de açúcar

2 Chávenas de Espinafres

1 Banana

2 Colher de sopa de sementes de Linhaça ou Sementes de Chia

1 Colher de sopa de manteiga de amêndoa

3 Cubos de gelo

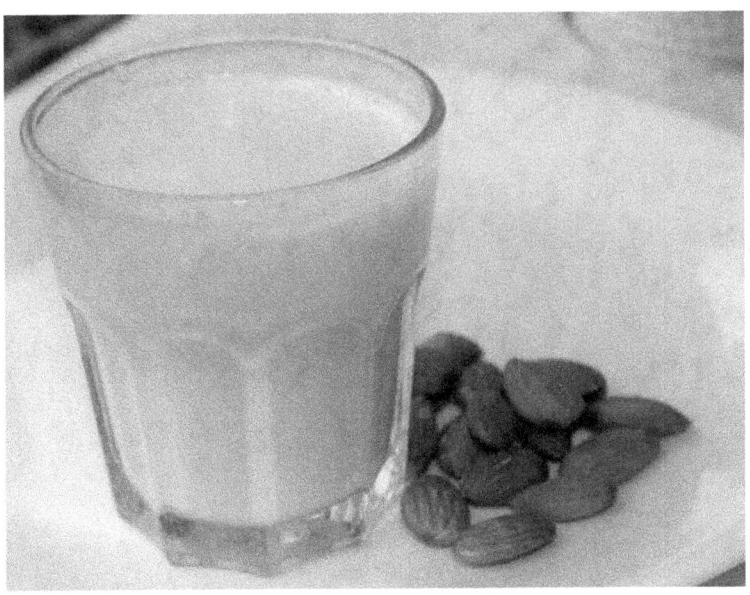

Batido de Amora Silvestre

1 Chávena de leite de amêndoas sem adição de açúcar
2 Chávenas de Espinafres
1 Chávena de Amoras
2 Colher de sopa de sementes de Linhaça ou Chia
1 Colher de sopa de manteiga de sementes de abóbora
1 Colher de chá de extrato de baunilha
15g/meia colher de proteína em pó com sabor a baunilha
6 Cubos de gelo

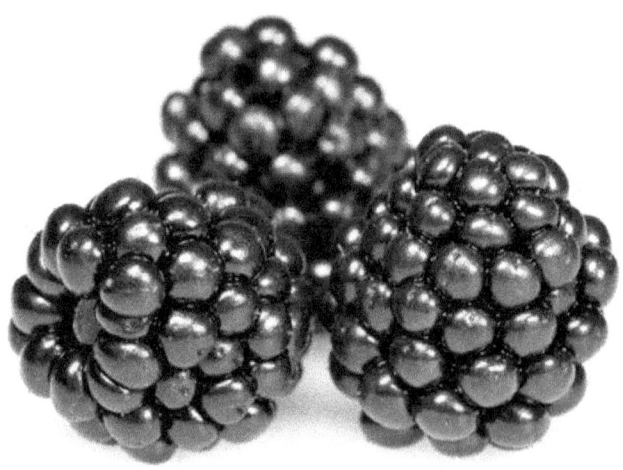

Batido de Framboesa

1 Chávena de leite de amêndoas

2 Chávenas de Espinafres

1 Chávena de Framboesas

2 Colher de sopa de sementes de Linhaça Sementes de Chia

2 Colher de sopa de coco desfeito

1 Colher de sopa de chocolate em pó

6 Cubos de gelo

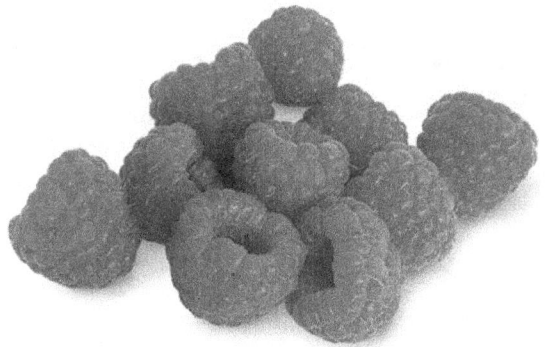

Batido de Pêra e Abacate

½ Pêra
¼ Abacate
1 Chávena de Espinafres
¼ Chávena de água de coco
1 Chávena de leite de amêndoas
1 Colher de chá de sementes de Linhaça ou sementes de Chia
1 Colher de proteína em pó

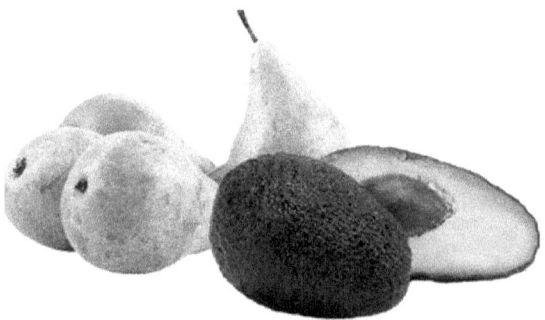

Batido de Papaia

1 Chávena de Papaia
1 Chávena de kefir de coco, iogurte de coco ou leite de coco
sumo de ½ Lima
1 Colher de sopa de mel

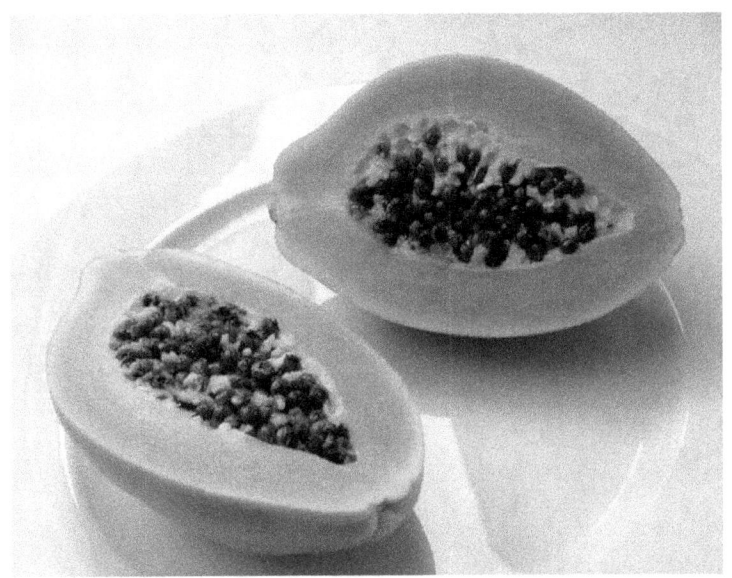

Batido de Coentros e Maçã

5 Folhas grandes de Alface Romana

½ Maçã

¼ Abacate

½ Pepino

½ Chávena de nabo mexicano

Uma mão cheia de Coentros

1 Lima inteira

1Colher de sopa de sementes de Linhaça ou Sementes de Chia

1 Tâmara para adocicar

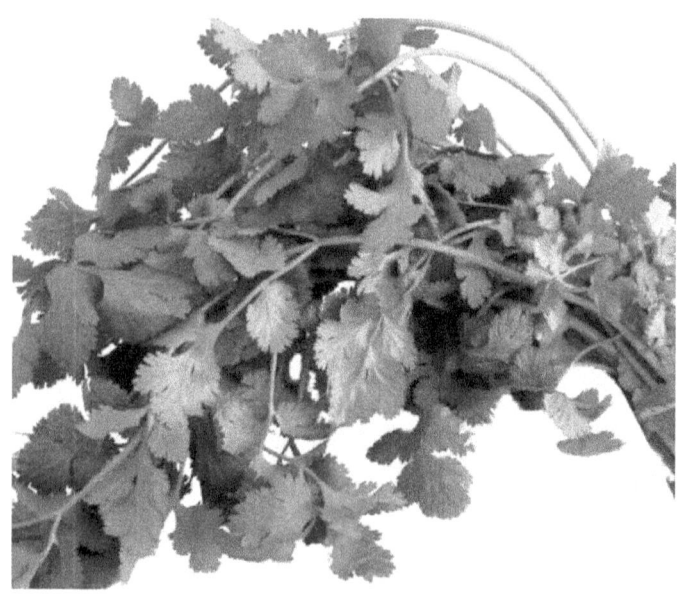

Batido de Pepino e Couve

1 Pepino
½ Chávena de Couve
4 Folhas de Alface Romana
3 Talos de Aipo
1 Talo de Brócolos
1 Maçã
½ Limão

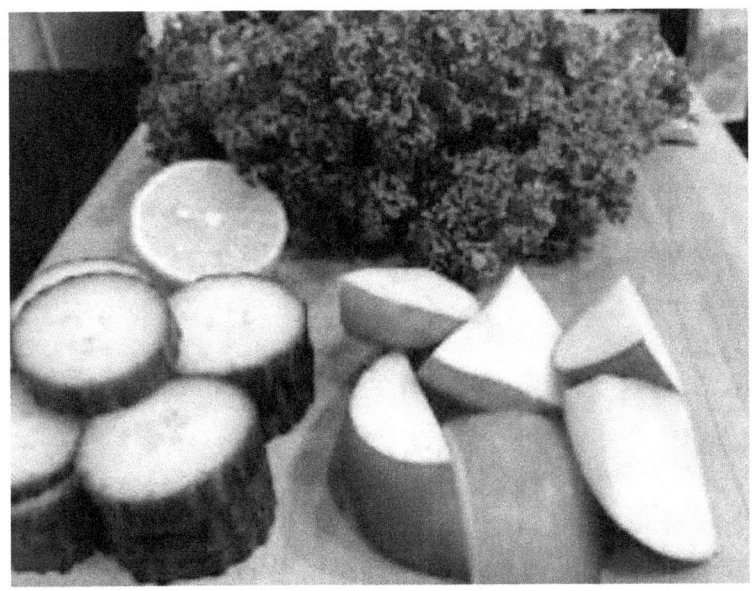

Batido de Mirtilo e Abacate com Leite de Coco

1 Abacate
1 Banana
1 Chávena de Mirtilos
1 Pepino
½ Chávena de Couve ou Alface Romana ou Espinafres
Água de coco

Batido de Raspas de Laranja com Morango

3 Chávenas de Leite de Vaca

2 Chávenas de Morangos

1 Colher de sopa de raspas de Laranja

1 Laranja

1 Banana

1½ Chávenas de Espinafres ou Couve

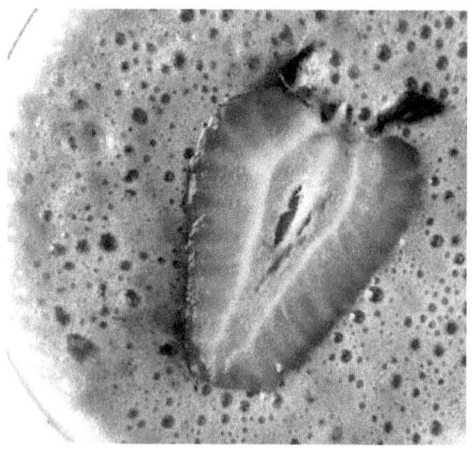

Batido de Salsa e Pêra

1 Pêra

¼ Chávena de Salsa

1 Colher de sopa de mel

1/4 Abacate

3/4 Chávena de água

6 Cubos de gelo

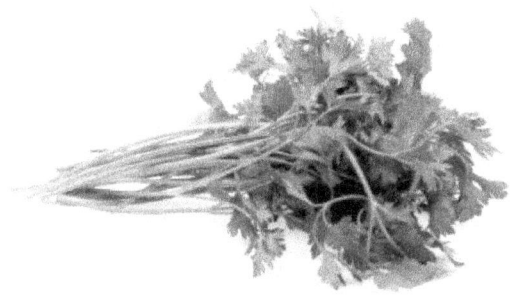

Batido de Grelos

1 Chávena de Grelos ou Rebentos de Soja

1 Colher de sopa de mel

1/4 Abacate

1/2 Chávena de leite de amêndoas

1/4 Chávena de água

6 Cubos de gelo

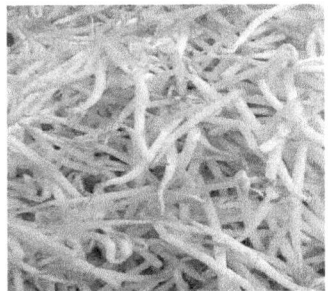

1/2 Chávena de Arando

1/2 Chávena de Framboesas

1 Chávena de Mirtilos

1 Chávena de Espinafres

1/4 Abacate

1 Colher de sopa de sementes de Chia

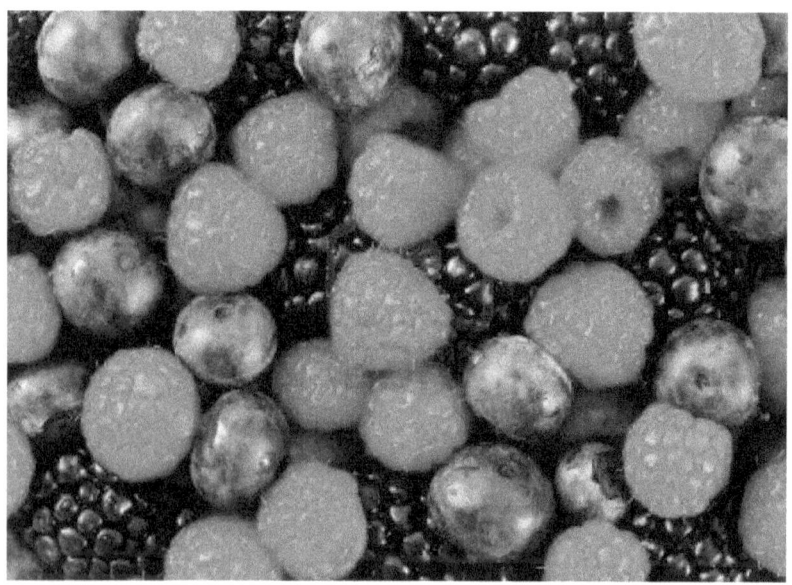

Batido de Gengibre e Laranja

1 Banana

¼ de polegada de Gengibre

1/2 Chávena de Manga

1/4 Chávena de sumo de Laranja

1/4 Chávena de água

6 Cubos de gelo

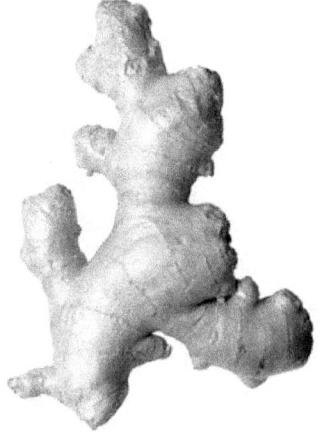

Batido de Manga e Ananás

1 Chávena de Ananás

1 Chávena de Manga

1/2 Laranja

1/2 Banana

3/4 Chávena de iogurte natural

1 Colher de sopa de óleo de coco

2 Colher de sopa de sementes de Linhaça ou Chia

1 Colher de sopa de Stévia

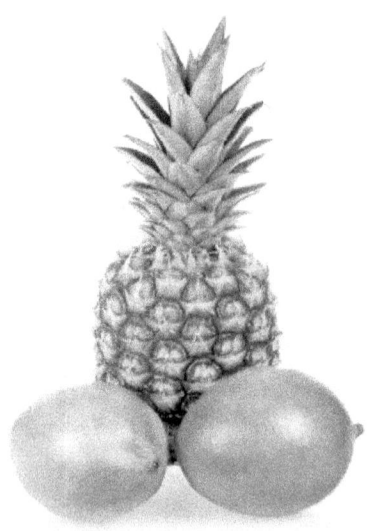

Batido Antioxidante VERY Berry

1 Chávena de Morangos

1 Chávena de Amoras

1 Chávena de Mirtilos

1/2 Laranja

1/2 Banana cortada

1 Chávena iogurte natural

2 Colher de sopa de sementes de Linhaça ou Chia

1 Colher de sopa de Stévia

6 Cubos de gelo

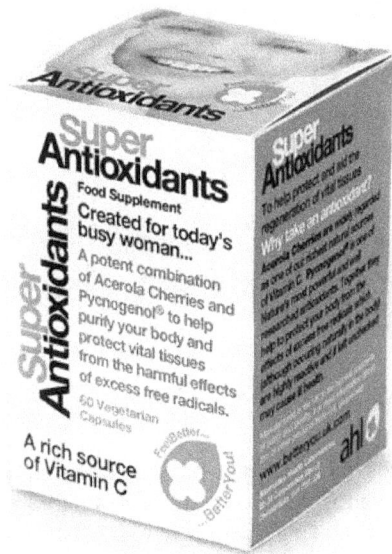

O Caminho Natural! Não precisa destes comprimidos!

Reforço Imunitário

Em geral, o sistema imunitário faz um trabalho notável em defendê-lo contra doenças. No entanto, como tudo na vida não há nada perfeito. Você pode lavar as mãos ou usar sabonete anti-bacteriano e mesmo assim pode acabar com uma constipação. Os pesquisadores estão constantemente a explorar os efeitos da dieta, exercício, idade, stress psicológico, suplementos de ervas, e outros fatores ao tentar aprender sobre o sistema imunológico. De novo, não há nada perfeito, no entanto, a primeira linha de defesa é escolher um estilo de vida saudável. Um estilo de vida saudável para mim começa com exercícios e a minha abordagem vegan para a vida. No entanto, há mais. Cada parte do seu corpo, incluindo o seu sistema imunitário, funciona melhor quando está protegido contra agressões ambientais e reforçado por estratégias saudáveis de vida. Este é o conceito de todo o reforço imunitário.

Algumas indicações rápidas são óbvias:

- Não fume.
- Tenha uma dieta rica em frutos, vegetais e cereais integrais e baixa em gordura saturada.
- Faça exercício regularmente.
- Mantenha um peso saudável.
- Controle a sua pressão arterial.
- Se beber álcool faça-o com moderação.
- Tenho um sono adequado.
- Tome acções para evitar infecções, como lavar as mãos frequentemente.
- Obtenha os testes médicos adequados à sua faixa etária e categoria de risco.

Muitos investigadores estão tentando explorar os efeitos de uma série de fatores que vão desde alimentos e suplementos à base de plantas para o exercício e o stress sobre o reforço imunitário. No entanto, não há ninguém que saiba realmente o que estas medidas significam em termos de capacidade do seu organismo para combater doenças. Acredito que bom senso e equilíbrio são a chave. Concentre-se em questões que estão em seu controlo. Os conceitos acima mencionados estão todos no nosso controlo. No que diz respeito a reforço imunitário a pense no seu corpo como uma máquina. Você quer colocar a melhor gasolina no seu corpo. Este combustível de alta octanagem é as frutas, legumes, cereais integrais e outros produtos frescos e naturais.

Dentro destes produtos naturais tem a diversidade de vitaminas e minerais que são essenciais para a nossa ajuda.

Vitamina A Vitamina A desempenha um papel na manutenção de infecções e das superfícies mucosas influenciando determinadas subcategorias de células T e células B e citocinas. A deficiência de vitamina A está associada com imunidade diminuída e aumento do risco de doenças infecciosas.

Vitamina B2 Existe alguma evidência de que a Vitamina B2 aumenta a resistência a infecções bacterianas em ratos, mas o que isto significa em termos de melhorar resposta imunológica não está claro.

Vitamina B6 Os estudos têm sugerido que a deficiência Vitamina B6 pode deprimir os aspectos da resposta imunológica, tais como a capacidade dos linfócitos para amadurecer e cisão em vários tipos de células T e B. A suplementação com doses moderadas para ultrapassar a deficiência restabelece a função imunológica.

Vitamina C Todos acreditam que a Vitamina C ajuda o sistema imunológico porém os investigadores não finalizaram os seus pensamentos. Muitos estudos têm olhado para a Vitamina C em geral, mas, infelizmente, muitos deles não foram bem projectados. A Vitamina C pode trabalhar em conjunto com outros micro nutrientes em vez de fornecer benefícios sozinha.

Vitamina D Durante muitos anos os médicos têm conhecimento de que as pessoas que sofrem de tuberculose responderam bem à luz solar. Uma explicação pode estar agora na mão. Os investigadores descobriram que a Vitamina D, que é produzida pela pele quando exposta à luz solar, sinaliza uma resposta anti microbiana para a bactéria responsável pela tuberculose, Mycobacterium tuberculosis. Se A Vitamina D tem capacidade similar para lutar contra outras doenças e se a ingestão de A Vitamina D em forma de suplemento é benéfica são questões que precisam ser resolvidas com um estudo mais aprofundado.

Vitamina E Um estudo envolvendo indivíduos saudáveis com mais de 65 anos tem mostrado que o aumento da dose diária de Vitamina E da dose diária recomendada (DDR), de 30 mg para 200 mg aumentou as respostas de anticorpos para hepatite B e tétano após a vacinação. Mas estas respostas crescentes não aconteceram após a administração de vacinas da difteria e do pneumococo.

Zinco O zinco é um elemento essencial para as células do sistema imunitário, e uma deficiência em zinco afecta a capacidade das células T e de outras células imunológicas de funcionar como deveriam. Atenção: Embora seja importante ter zinco suficiente na sua dieta (15-25 mg por dia), o excesso de zinco pode inibir a função do sistema imunitário.

Sumário

Eu não sou nenhum médico no entanto, a chave é o equilíbrio. Eu acredito em alimentos naturais e diversificação entre as cores dos alimentos. Quanto mais cores nas minhas saladas ou no meu Batido mais vitaminas e minerais estou a receber. Use o bom senso simples. Misture e combine ingredientes "frescos". Muitos dos batidos de desintoxicação que são meus favoritos também lhe dão resistência imunológica, bem como efeitos de alta energia.

O equilíbrio é a chave!

Batido de Laranja

- 1 Laranja
- 1/4 Chávena de iogurte magro
- 2 Colheres de sopa de sumo de Laranja concentrado
- 1/4 Colher de chá de extrato de baunilha
- 6 Cubos de gelo

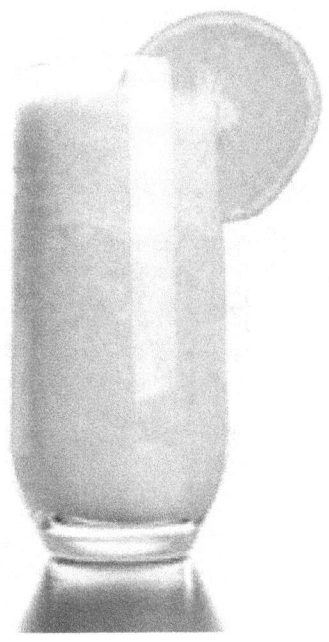

Batido de Chá Verde e Mirtilo

½ Chávena de chá verde

2 Colheres de chá de mel

1 1/2 Chávenas de Mirtilos

1/2 Banana

3/4 Chávena de leite de soja de baunilha

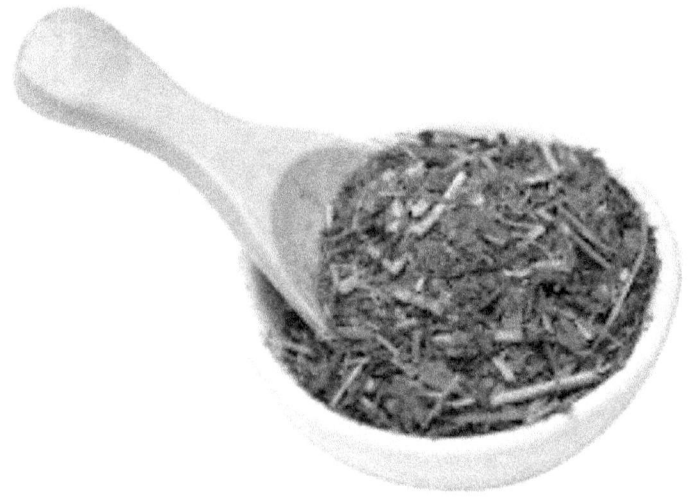

Batido de Banana e Manteiga de Amendoim

1 Banana

1/2 Chávena de leite magro

1/4 Chávena de Mirtilos

1/4 Chávena de Morangos

1 Colher de chá de manteiga de amendoim

1/2 Colher de chá de mel

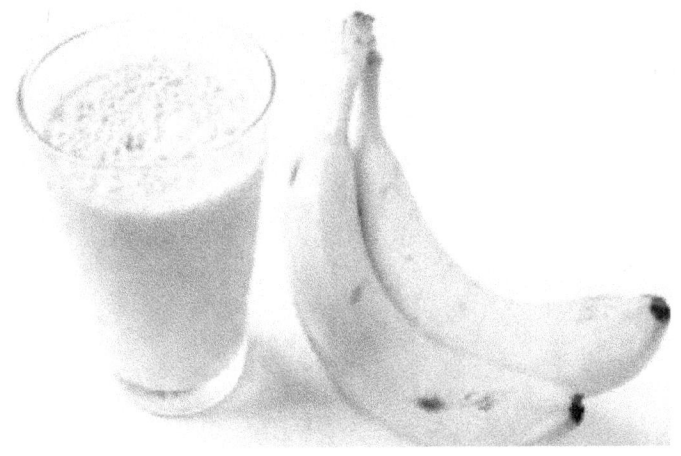

Batido de Ananás Hawaiian Dream

1 Chávena de iogurte de baunilha magro

6 Cubos de gelo

1 Chávena de bocados de Ananás

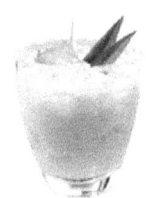

Batido de Banana, Mirtilo e Leite de soja

1 1/4 Chávenas de leite de soja magro

1/2 Chávena de Mirtilos

1/2 Banana

2 Pacotes de adoçante

1 Colher de chá de extrato de baunilha

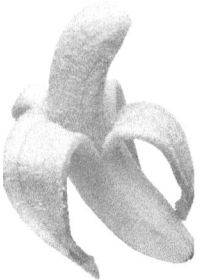

Batido de Pêssego

1 Chávena de leite magro

2 Colheres de sopa de iogurte de baunilha magro

1/2 Chávena de Pêssegos

1/2 Chávena de Morangos

1/8 Colher de chá de Gengibre

2 Colheres de chá de sementes de Linhaça ou Sementes de Chia

6 Cubos de gelo

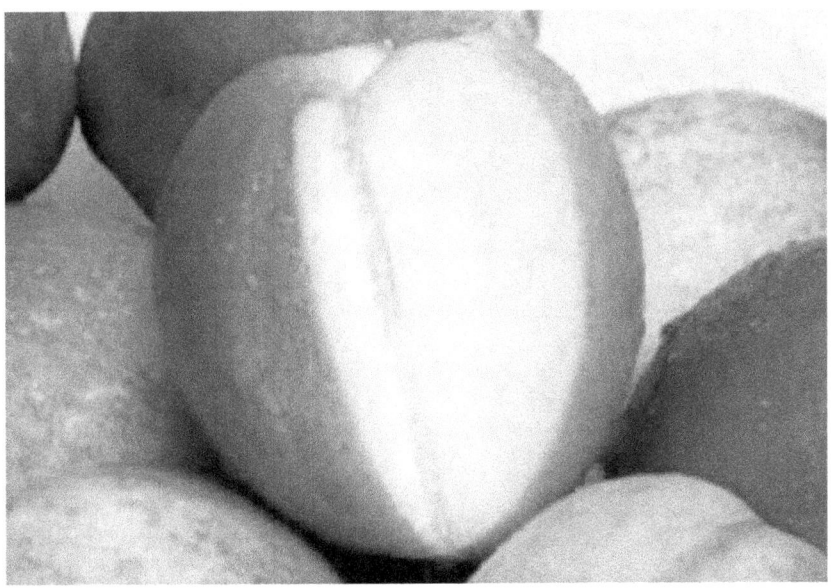

Batido de Manga, Alperce e Tâmara

6 Alperces

2 Tâmaras sem caroços

2 Mangas

1 Chávena de iogurte de baunilha magro

4 Colheres de chá de sumo de Limão

1/4 Colher de chá de extrato de baunilha

6 Cubos de gelo

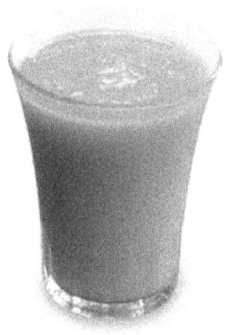

Batido de Alperce e Pêssego

1 Banana

1 Chávena de néctar de Alperce

1 Iogurte magro de Pêssego

1 Colher de sopa de concentrado de Limonada

1/2 Chávena de água com gás, fria

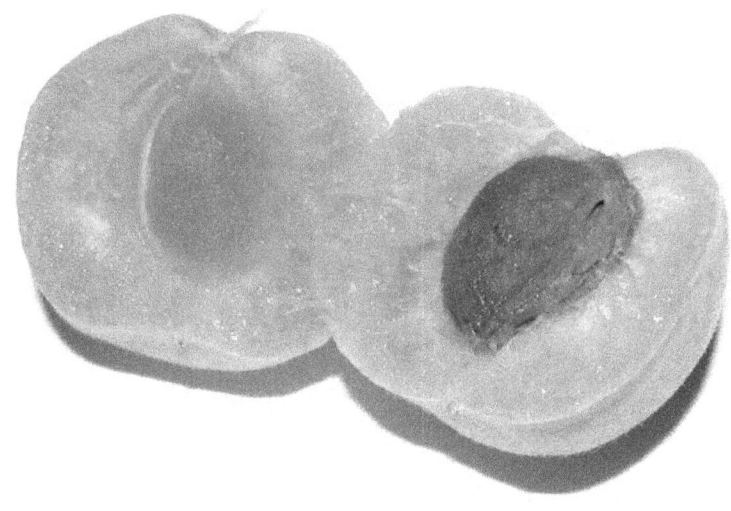

Batido de Banana e Gengibre

1 Banana

3/4 Chávena (125ml) iogurte de baunilha

1 Colher de sopa de mel

1/2 Colher de chá de Gengibre ralado

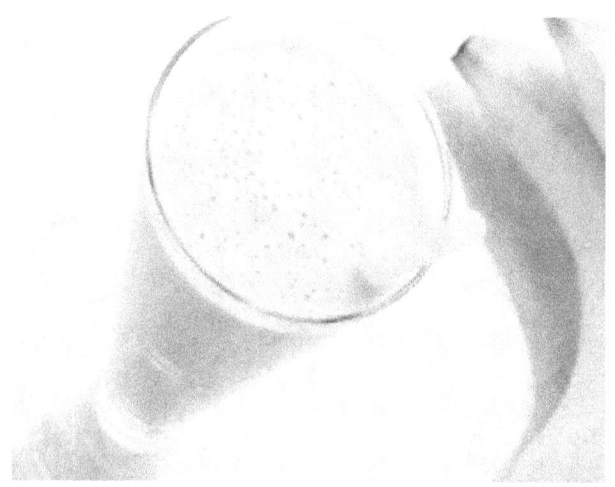

Batido de Ananás e Baunilha

1/2 Chávena de Framboesas

1/2 Chávena de Morangos

3/4 Chávena de sumo de Ananás

1 Chávena (125ml) de iogurte magro de baunilha

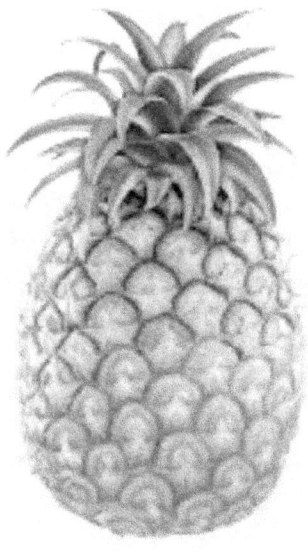

Batido Laranja Berry

1/2 Chávena de bagas (Morangos-Mirtilos)

1/2 Chávena de Ananás em calda

1/2 Chávena de iogurte natural

1/2 Chávena de Banana madura cortada

1/2 Chávena de sumo de Laranja

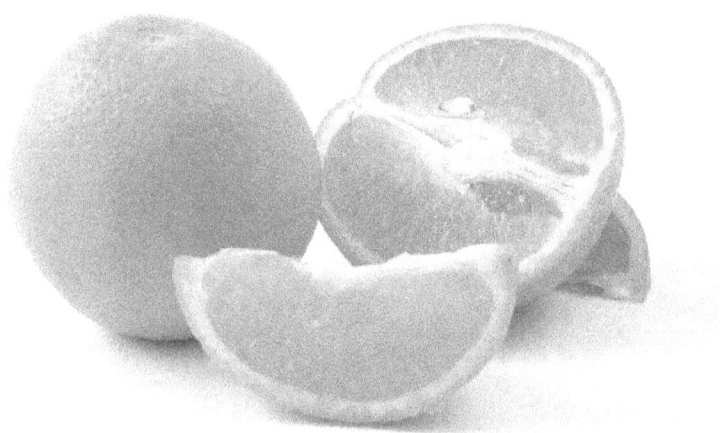

Batido de Soja

1 Chávena de leite de soja de baunilha

1/2 Chávena de Mirtilos congelados

1/2 Chávena de corn flakes ou aveia

1 Banana congelada

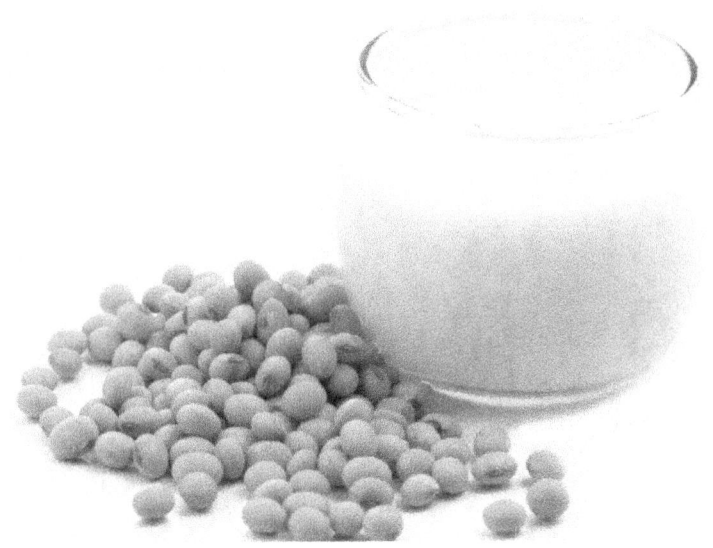

Batido de Mel e Morango

1/2 Chávena de leite magro ou leite de soja

1/2 Chávena de iogurte magro natural

1/2 Banana congelada

2 Colheres de sopa de proteína em pó

1 1/2 Colheres de sopa de sementes de Linhaça ou Sementes de Chia

1 Colher de chá de mel

1/2 Chávena de Morangos

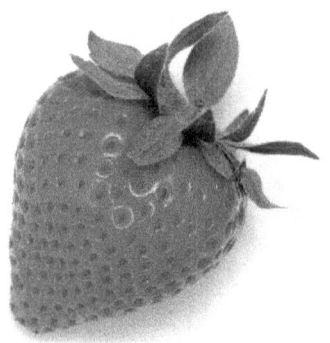

Estou tão feliz que você pegou este pequeno ebook com todas as minhas receitas favoritas de batidos saudáveis. Independentemente se você quer melhorar sua saúde geral, aumentar os níveis de energia ou perder alguns quilos que tem todo o ano. Experimente todas as minhas receitas, bem como criar algumas das suas próprias receitas a partir de uma longa lista de frutas, legumes e verduras. É uma forma fácil e rápida de obter algumas das doses diárias de vitaminas e minerais necessários. Este ebook não é um Santo Graal. Deve adaptar-se à sua personalidade e você deve ser consistente. Em vez de só comer saladas chatas pode experimentar com todas as variações e ideias que apresentei a si. Lance um par de frutas com um par de folhas. Você provavelmente nem irá sequer provar os Espinafres ou a Couve mas irá obter todos os nutrientes importantes. É sempre possível adicionar mel se precisar de doçura extra. Eu sugiro fortemente Chia, pois vai elevá-lo como aconteceu comigo. Tente adicionar 3 frutas com 3 legumes para obter todas as suas porções recomendadas. A chave é experimentar. É uma viagem e espero que seja uma viagem que seja o início do novo você!

Obrigado

Brad Armstrong

Procure os meus outros livros sobre vida saudável e alimentação

(Veja a próxima página)

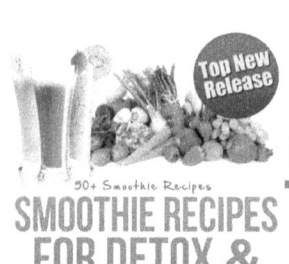

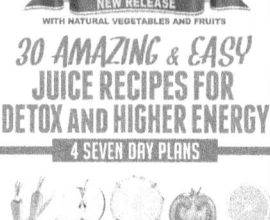

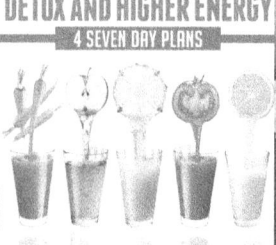

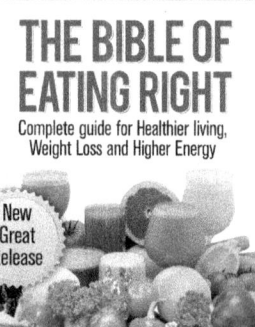

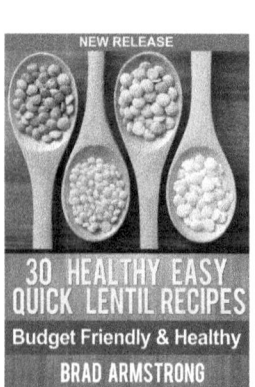

www.ingramcontent.com/pod-product-compliance
Lightning Source LLC
Chambersburg PA
CBHW070820290526
45795CB00002B/776